AF331277

NOTE

CONSTIPATION HABITUELLE

SES DANGERS, SON TRAITEMENT, SA GUÉRISON

PAR LE

Dr PIEL

DE LA FACULTÉ DE MÉDECINE DE PARIS

PRIX : 50 CENTIMES

PARIS

CHEZ L'AUTEUR

RUE CHARLOT, 6 (AVENUE WAGRAM

Près l'Arc-de-Triomphe.

1873

NOTE

SUR LA

CONSTIPATION HABITUELLE

SES DANGERS ET LE MOYEN D'Y REMÉDIER

> Loin de modifier heureusement la constipation, les purgatifs l'augmentent et la rendent presqu'invincible (Dr TROUSSEAU).
> *Traité de Thérapeutique.*

Mon but, en publiant cet opuscule, est d'appeler l'attention sur la *constipation habituelle*, affection légère en apparence, mais dont les conséquences, souvent graves, sont presque toujours méconnues des personnes qui en sont atteintes. Si les courtes indications qui suivent peuvent les éclairer sur cet état si fréquent et si difficile à guérir, et leur démontrer combien il leur importe de s'en débarrasser, je serai heureux de pouvoir, par mes conseils, leur donner un soulagement prompt et une guérison certaine, qu'aucun des moyens conseillés jusqu'ici n'avait pu leur procurer.

Avant d'indiquer le mode de traitement que je conseille, je crois quelques considérations préliminaires indispensables; des conseils appuyés sur des raisons phisiologiques incontestables et faciles à comprendre ont plus de puissance pour convaincre que les assertions non motivées et souvent trompeuses auxquelles le charlatanisme a recours et dont se contente seule une niaise crédulité.

La santé est le plus précieux de tous les biens; sans elle ils n'existent pas, puisqu'on ne peut en jouir. Qu'est-ce donc que la santé, ce bien si précieux et si follement gaspillé, sinon l'équilibre et le jeu régulier de toutes les fonctions de l'organisme? Dès que cet équilibre si instable est compromis, troublé ou détruit, notre organisation, si admirablement agencée, cesse sa marche régulière; des troubles divers, depuis le simple malaise jusqu'à des souffrances plus ou moins vives, ne tardent pas à se faire sentir; certains organes s'altèrent et leurs fonctions se modifient ou ne se font plus, tandis que d'autres agissent avec un surcroît d'énergie souvent douloureuse, pour rétablir à grand'peine l'équilibre rompu, et la maladie se manifeste avec tous ses périls! Et combien de circonstances de toute nature concourent à provoquer le désordre sans éveiller notre attention et sans que nous nous en rendions compte autrement que par leurs effets!

Lorsque sous l'influence de la nature, *natura medicatrix*, ou d'une médication intelligente et bienfaisante, aidée d'une hygiène convenable, les causes du mal disparaissent, le désordre cesse, le calme renaît et la santé ne tarde pas à se rétablir; mais si la cause occasionnelle ou déterminante des troubles morbides se renouvelle ou persiste, le retour à la santé n'est qu'apparent, illusoire et de peu de durée. De nouveaux accidents, souvent plus graves, se manifestent bientôt, et le mal se fait de nouveau sentir soit sous la même forme, soit sous une autre encore plus sérieuse.

Que conclure de ces quelques réflexions? C'est que,

comme le disait fort justement Broussais, mieux vaut, surtout en médecine, prévenir que guérir ; que pour conserver ce bien précieux, la santé, il faut, autant que faire se peut, écarter avec soin toutes les causes perturbatrices qui tendent à la mettre en péril ; or, nous ne savons que trop combien est difficile la solution d'un problème aussi compliqué. Il faudrait tout un volume pour énumérer les précautions indispensables au maintien et à la conservation d'une santé parfaite ; d'excellents traités d'hygiène donnent à cet égard les renseignements les plus sages et les plus utiles ; Mais qui les lit ? qui se conforme à leurs préceptes ? D'ailleurs, il faut bien le dire, les conditions sociales dans lesquelles vivent la plupart des hommes sont telles, qu'il leur est presque impossible de se soumettre aux exigences hygiéniques.

Toutefois, si l'on ne peut songer à extirper complétement le mal, ne peut-on au moins le pallier dans son expression la moins rare ?

Une des causes les plus fréquentes de nos maladies, celle dont on se préoccupe peut-être le moins, et dont l'influence est pourtant si puissante, c'est l'obstacle au jeu régulier de nos fonctions digestives et l'expulsion quotidienne et normale des résidus de l'alimentation.

Dans les grandes villes et surtout à Paris, les hommes sédentaires par leurs occupations ou leurs habitudes, les femmes, en si grand nombre, soumises aux mêmes causes, sont pour la plupart souffrants de constipation habituelle, et cet état est presque toujours le prodrôme des maladies plus ou moins graves dont ils sont atteints tôt ou tard.

Les affections que détermine la constipation habituelle, depuis la gêne et le simple malaise jusqu'au développement des maladies sérieuses, sont multiples ; leur énumération, même incomplète, serait longue et fastidieuse ; on peut dire, sans exagération, que, cause fréquente d'affections très-graves, elle est toujours et dans tous les cas une complication fâcheuse des maladies intercurrentes qu'elle n'a pas provoquées et un obstacle sérieux à leur guérison radicale.

Elle suffit souvent à déterminer un grand nombre de ces maladies chroniques presque incurables qui font à la fois le désespoir du malade et du médecin, et qui, sans elle, ne se seraient peut-être jamais développées.

Nous nous contenterons donc de signaler comme conséquences immédiates de cet état habituel, d'abord les pesanteurs de l'estomac, les digestions pénibles, la production des gaz après le repas, les étouffements, les coliques sourdes, etc., puis, secondairement, les névroses si variées, si douloureuses et si rebelles, les céphalalgies opiniâtres, l'embarras gastrique, l'inappétence, la dyspepsie et l'anémie, qui en est la suite ordinaire, les affections chroniques du foie, les inflammations intestinales, les hémorrhoïdes ; enfin le catarrhe vésical, les congestions utérines avec ou sans déplacement, les antéversions dues à la rétention des matières excrémentitielles, le catarrhe utérin qui les complique si souvent, ainsi que les flueurs blanches abondantes, si pénibles pour les malheureuses femmes qui en sont atteintes, etc., etc. Nous nous sommes contenté d'indiquer les affections les plus communes, car cette courte notice ne comportait pas des développements plus étendus (1).

---

1. Ce court aperçu n'est d'ailleurs que le résumé très-succinct d'un travail étendu et complet sur cette question, une des plus importantes de la pathologie. Dans cet ouvrage, presque terminé et que nous publierons incessamment, nous démontrerons physiologiquement avec nombreuses observations à l'appui, comment ces affections et un grand nombre d'autres tout aussi graves n'ont souvent d'autre cause que la constipation habituelle, l'emploi irrationnel des médicaments qu'on lui oppose ordinairement et la difficulté de la guérir.

Nous jetterons maintenant un coup d'œil sur les moyens employés pour la combattre, sur leur insuffisance, leur inefficacité et même leurs dangers ; mais avant d'aller plus loin, il est bon de préciser exactement ce qu'il faut entendre par ce mot : constipation.

Il y a constipation proprement dite toutes les fois que les garde-robes sont rares et irrégulières, sans *causes physiques déterminantes.*

On ne doit pas considérer comme de la constipation la rareté ou la difficulté des évacuations alvines dues à des obstacles mécaniques ou morbides au cours des matières fécales, telles que les invaginations, les rétrécissements intestinaux, les congestions et les engorgements de la matrice, la fissure à l'anus, les bourrelets hémorroïdaux, les tumeurs existant dans l'abdomen ou le petit bassin, etc., affections qui sont tantôt cause, tantôt conséquence de cet état morbide.

La *constipation habituelle*, sans complication, c'est-à-dire cet état des personnes dont, comme on le dit vulgairement, l'intestin est paresseux, est due à diverses causes, mais surtout et presque toujours à la négligence.

Quand cette cause existe seule et que l'affection ne fait que débuter, le remède est facile ; il suffit d'un peu de volonté et de s'astreindre à une plus grande régularité dans l'accomplissement de l'acte expulseur. Nul n'ignore l'influence de l'habitude sur nos actes organiques ; nous n'insisterons pas davantage.

Si à la négligence s'ajoute le défaut absolu d'exercice ou un régime trop stimulant, une courte promenade en plein air, une alimentation plus douce, l'usage de boissons rafraîchissantes, ramèneront bientôt les choses à l'état normal ; mais, je le répète, ces excellents moyens n'auront d'efficacité qu'au début. Comme aliment, le lait convient à merveille ; malheureusement sa qualité laisse à désirer à Paris, et, de plus, beaucoup de personnes ne le digèrent pas facilement; quant au café au lait, dont l'usage est si répandu, ses inconvénients sont tels, surtout chez les jeunes filles et jeunes femmes, que nous ne saurions en proscrire trop énergiquement l'usage quotidien ou très-fréquent.

La plupart des personnes qui souffrent de la *constipation habituelle simple* ont fréquemment recours aux lavements tièdes, simples ou mucilagineux; c'est le moyen le plus déplorable qu'on puisse employer, surtout quand on le répète, non pour obtenir des évacuations, mais pour combattre la constipation elle-même. L'usage fréquent des lavements ne tarde pas à les rendre indispensables, et bientôt ils ne produisent plus d'effet, à moins d'en prendre plusieurs coup sur coup, et souvent sans résultat; c'est alors qu'on fait ordinairement usage des purgatifs.

Avant d'exprimer nos appréciations sur cette médication, nous ferons tout d'abord observer que, de l'aveu de tous les médecins, *tous* les purgatifs, quels qu'ils soient, depuis les simples laxatifs jusqu'aux drastiques les plus énergiques, ont pour effet *secondaire* d'amener soit une constipation opiniâtre, soit une diarrhée fatigante, douloureuse, quelquefois difficile à guérir, et qui n'est que l'expression de l'état inflammatoire de la muqueuse intestinale, déterminé par l'usage intempestif ou trop répété de ces médicaments.

Le savant et regretté professeur Trousseau, qui les conseillait quelquefois en désespoir de cause, les qualifiait ainsi: «Remède *extrême*, utile, indispensable parfois, mais qui doit être manié avec certaines précautions et beaucoup de prudence (1). »

Nous lisons également dans l'excellent *Traité de thé-*

---

1. Clinique médicale de l'Hôtel-Dieu.

rapeutique, du même auteur, les réflexions suivantes : L'usage des purgatifs est lui-même cause de constipation d'après la loi de réaction si universellement applicable dans l'économie. » Nous bornerons là ces citations, qu'il serait facile de multiplier.

Est-ce à dire cependant que ces médicaments, si éminemment utiles dans une foule de circonstances, doivent être absolument proscrits ? Loin de nous une pareille pensée ; ce serait priver l'art de guérir de ses ressources les plus précieuses, et une pareille prétention ne serait rien moins qu'inepte et absurde. Ce que nous voulons dire, ce que nous disons, c'est que ces médicaments ne conviennent jamais pour rétablir la fonction qui fait l'objet de cette étude, quand elle cesse de s'accomplir d'une façon normale et régulière ; qu'employés dans ce cas, ils aggravent le mal et agissent à l'encontre du but qu'on se propose.

Utiles et quelquefois même nécessaires pour faire disparaître les accidents provoqués par une constipation trop prolongée, c'est-à-dire l'engouement intestinal rebelle aux lavements ; ils doivent être immédiatement supprimés, dès que l'effet désiré a été obtenu et que l'intestin est débarrassé ; alors d'autres moyens doivent être mis en œuvre ; et quand toute trace d'irritation et d'action purgative a cessé, il est nécessaire de recourir au traitement que nous conseillons, si l'on veut se mettre à l'abri d'une récidive presque constante. Et, à ce propos, nous devons signaler l'insuffisance, comme moyen curatif de la constipation, de toutes les pilules, grains de santé, élixirs, etc., préparations qui toutes, sans exception, ont pour base des purgatifs énergiques, tels que l'aloès, la scammonée, la coloquinte, la gomme-gutte, etc. Il en est de même de cette foule de préparations anglaises dont nos voisins font si souvent usage. Leur hygiène habituelle, l'humidité du climat les rendent moins dangereuses peut-être pour eux, et d'ailleurs ils s'en servent, plutôt comme stimulants de la digestion que comme agents expulseurs.

La constipation habituelle est un fait pathologique si fréquent, si incommode, parfois si dangereux, que l'attention des médecins les plus renommés, les plus recommandables (1) a été mise en éveil et qu'ils en ont fait l'objet de leurs études et de leurs méditations. Le professeur Trousseau a consacré à l'étude de cet état morbide un des intéressants chapitre de ses travaux cliniques. Ses conclusions sont identiques aux nôtres, quant à la difficulté d'y remédier efficacement, et il ne dissimule pas l'insuffisance des médications auxquelles il conseille d'avoir recours.

Les plus habiles praticiens, convaincus de l'inefficacité et du danger des purgatifs pour guérir la constipation, ont conseillé des moyens plus doux et moins périlleux ; mais ces moyens sont souvent d'une application gênante, incommode ou difficile ; ils exigent de la part des malades une docilité et une persistance exceptionnelles ; tels sont entre autres l'eau froide prise à jeun, les compresses froides sur l'abdomen, maintenues pendant quelques heures, les demi-lavements frais, etc. On a conseillé aussi l'usage du pain de son, aliment lourd, désagréable, difficile à digérer, et qui, comme le charbon pulvérisé, la graine de moutarde blanche, n'agit que comme corps étranger non digestible ; or, l'on sait que ces médicaments assez peu agréables n'atteignent pas toujours, tant s'en faut, le but qu'on se propose. Ils fatiguent l'estomac, engouent l'intestin et, loin de soulager, augmentent le malaise quand ils n'opèrent plus, ce qui arrive souvent au bout de bien peu de temps.

---

1. Chomel, Grisolle, Gendrin, Bretonneau, etc.

Le professeur Trousseau a indiqué l'emploi d'un nouveau médicament, la *Podophylène*, principe actif du *Podophyllum peltatum*, usité depuis quelques années en Angleterre sous le nom de *Calomel végétal*, et qui produit des garde-robes assez faciles sans coliques ni chaleur à l'estomac.

Nous avons fait aussi usage de ce médicament et nous n'avons constaté que trop souvent son insuffisance et son peu d'efficacité. C'est un moyen assez coûteux et, somme toute, un purgatif assez doux, offrant, quoiqu'à un moindre degré peut-être, les inconvénients déjà démontrés des substances du même ordre.

N'oublions pas d'ailleurs (qu'on nous pardonne de le répéter) qu'il ne s'agit pas seulement d'obtenir des évacuations, mais bien de guérir la paresse de l'intestin.

Nous ne devons pas passer sous silence l'usage de la belladone, préconisée jadis par Bretonneau et conseillée aussi par Trousseau. Ce remède, qui n'est pas toujours sans inconvénient, a rendu et rend encore, quand il est indiqué, d'incontestables services, mais son utilité ne se manifeste que dans des cas tout spéciaux, c'est-à-dire quand la constipation est liée à un certain degré d'irritation intestinale accompagnée de douleur. Il n'agit pas et ne saurait agir contre l'atonie ou la faiblesse de la tunique musculeuse dont le rôle est si important dans l'acte de la défécation ; on ne doit y recourir qu'exceptionnellement et jamais sans les conseils d'un médecin.

Enfin, et pour ne rien oublier, nous mentionnerons l'électricité. Ce moyen, parfois excellent, est d'un emploi difficile à cause des appareils spéciaux qu'il exige, et n'est par conséquent à la portée que d'un petit nombre de malades.

Nous avons énuméré et examiné sommairement presque tous les moyens employés pour guérir la constipation, et de cet examen il est résulté qu'aucun de ces moyens n'a donné des résultats satisfaisants.

Est-il donc impossible de rétablir la régularité des fonctions intestinales expultrices indispensable au maintien de la santé quand cette régularité n'existe plus? Étions-nous condamné à l'impuissance et à l'inertie devant une affection si peu grave en apparence, si sérieuse en réalité? N'était-il aucun moyen, en dehors de tous ceux que nous avons passés en revue, d'obtenir des garde-robes régulières et l'expulsion naturelle des résidus de la digestion? Nous ne le pensions pas, et des études approfondies, de nombreuses expériences, toujours suivies de succès, nous ont donné la preuve que la solution du problème était possible et que nous avions atteint cet heureux résultat.

Quel était en effet le problème? Donner à la muqueuse intestinale le ton qui lui fait défaut; faciliter ses sécrétions, ranimer l'innervation insuffisante, faire disparaître la faiblesse et l'atonie de la tunique musculeuse dont les contractions péristaltiques sont indispensables, et cela, par des moyens appropriés, d'un emploi facile, commode, sans dérangement et sans trouble dans les habitudes; tel était le but que nous devions poursuivre et nous n'hésitons pas à affirmer que notre succès a été aussi complet que nous pouvions le désirer.

N'oublions pas toutefois que pour réussir sûrement et ne s'exposer à aucun mécompte, il faut s'assurer, avant tout traitement, que l'affection est simple et sans complication; c'est alors que le remède pourra être employé avec succès et sans s'exposer à aucune déception.

L'effet salutaire de notre médication se manifeste toujours dès le début du traitement; mais pour assurer une guérison radicale et n'avoir à redouter aucune récidive, il faut se conformer exactement aux prescriptions indiquées plus loin et ne pas chercher, par une folle impatience, à obtenir en quelques jours ce qui exige parfois un mois de soins et de persévérance.

Nous répéterons encore que, dans les cas nombreux où cet état morbide est provoqué et entretenu par des habitudes hygiéniques nuisibles, par une alimentation échauffante ou malsaine, etc., il sera indispensable d'y apporter les modifications ou les abstentions nécessaires ; là où la cause persiste, l'effet ne saurait disparaître.

Enfin, et pour clore cette notice, nous affirmons formellement que notre médication, composée de substances toniques et calmantes, régulatrices de l'action de la tunique musculeuse de l'intestin, ne contient aucune trace de substances purgatives, et que son emploi toujours efficace, ne saurait entraîner aucun danger pour l'économie.

Piel

6, rue Charlot (avenue Wagram),
près l'Arc-de-Triomphe.

NOTA. Nous avons confié la préparation de nos substances médicamenteuses sous la forme pilulaire à un chimiste d'une habileté éprouvée, M. Gauley, pharmacien de 1re classe, ex-interne, lauréat des hôpitaux de Paris, avenue des Ternes, 14.

Le mode d'emploi que nous prescrivons est le suivant : Une pilule le soir, en se mettant au lit ; faciliter l'ingestion de cette pilule par un quart de verre d'eau froide, sucrée ou à peine rougie. Recommencer le lendemain soir, si, ce qui est rare, il n'y a pas eu d'effet le premier jour. Si la constipation remonte à plusieurs jours et est habituelle depuis longtemps, deux pilules chaque fois seront nécessaires.

On devra cesser aussitôt que l'effet désiré sera obtenu, pour recommencer tous les trois ou quatre jours, en cas de nécessité, pendant un mois au plus. On pourra alors s'abstenir complétement et se contenter de surveiller son régime.

En se conformant exactement aux précautions indiquées dans la notice et aux doses indiquées ci-dessus, toute trace de constipation ne tardera pas à disparaître.

PARIS. — IMPRIMERIE A. POUGIN, 13, QUAI VOLTAIRE.

9 782014 065329